AF336805

NOTIONS GÉNÉRALES

SUR LES

MALADIES DE LA PEAU,

Par M. A. DEVERGIE,

Médecin de l'hôpital Saint-Louis.

(Séance d'ouverture du cours clinique de l'année 1844.)

Sans rechercher à quelles causes on peut rapporter l'extension donnée de nos jours à la spécialité en médecine, il est constant qu'elle tend à se multiplier sous les formes diverses de maladies propres à un système ou à un appareil organique.

A côté d'elle, il faut le dire, se place le progrès, en tant qu'il s'agit de la pathologie de détails et de la thérapeutique spéciale; mais à côté d'elle aussi se trouve la décadence de la philosophie médicale, à laquelle les Vanhelmont, les Sthal, les Brown, les Barthèz, les Broussais, les Rasori et tant d'autres médecins durent leur célébrité.

Il ne nous appartient pas de déterminer la valeur des services que la spécialité est appelée à rendre à l'art de guérir; mais il est constant qu'elle a l'avantage de donner plus de valeur aux faibles capacités et de multiplier les aptitudes médicales. Tel qui aurait fait un médecin encyclopédiste fort médiocre, peut devenir un spécialiste utile. Nous sommes tous, en effet, aptes à quelque chose ; et, pour nous faire fructifier, il suffit de nous mettre en action dans la sphère de nos facultés et de nos moyens.

Quant à la spécialité des maladies de la peau, elle n'a pas eu d'autre origine que la force même des choses.

L'homme affecté de maladies repoussantes, dont l'aspect hideux imprime son cachet sur les parties mêmes qui sont destinées à refléter ses plus beaux rapports sociaux, a dû naturellement chercher à s'éloigner de ses semblables; trop souvent autrefois, et souvent encore aujourd'hui, il en a été repoussé; des asiles lui ont été ouverts, et ces asiles, en agglomérant des maladies analogues, sont devenus pour le médecin une source d'instruction, un foyer d'enseignement.

Telle a été la source de la dermatologie à une époque qui n'est pas très-éloignée de nous. Honneur à Turner, Lorry, Plenck, Willan, Bateman, Alibert, Biett. Ils n'ont pas craint d'affronter la contagion, malgré la pensée si généralement acceptée que toutes les maladies cutanées étaient contagieuses; et c'est en se vouant tout entiers à l'étude de ces maladies qu'ils ont bientôt trouvé les moyens de les distinguer entre-elles et de les guérir.

L'hôpital Saint-Louis, qui n'a pas son semblable en Europe, est encore un de ces asiles : c'est là qu'Alibert a tracé ces tableaux des maladies cutanées, si frappants de vérité, que le médecin même est, au premier abord, porté à taxer cet écrivain d'exagération.

Mais par cela même qu'on ne voit qu'à l'hôpital Saint-Louis ce genre de maladies, par cela même aussi la connaissance de la dermatologie est fort peu répandue. En dehors des maladies de la peau, il est peu d'affections qu'on n'étudie, soit dans le cadre d'un enseignement de la pathologie interne, soit dans celui d'une clinique médicale. Tous les hôpitaux présentent à l'observation une série de malades qui répondent à tous les besoins des études; et lorsque l'élève les a suffisamment fréquentés, quand il a scrupuleusement suivi les cours des écoles, il a tous les éléments d'une bonne pratique médicale, la dermatologie exceptée.

Ainsi s'explique la création forcée de la spécialité des maladies cutanées : d'un côté par un défaut d'enseignement, de l'autre par un défaut d'observation.

Combler la lacune qui existe dans l'éducation de la généralité des médecins, par un enseignement à la fois théorique et pratique, tel est le but que nous nous proposons chaque année, à l'instar de nos prédécesseurs Alibert et Biett, enseignement d'autant plus utile, que la description de la maladie est faite en présence du modèle, et que l'application suit immédiatement l'exposé du précepte.

Avant d'entrer dans les détails de cet enseignement, nous croyons devoir, messieurs, consacrer cette première réunion à vous donner des notions générales sur les maladies cutanées.

Le mot *dartre* a trop longtemps été employé pour désigner une maladie de la peau, quelles qu'en soient la forme et la nature. Cette dénomination n'a pas peu contribué à restreindre la connaissance de ces affections. L'esprit de l'homme est porté à se payer souvent d'un mot, et, dans l'ignorance où l'on est de la qualification de la maladie, on est heureux de trouver un nom qui ne saurait être une source d'erreur, parce qu'il embrasse tout ce qui est affection cutanée. Mais l'expression *dartre* entraîne avec elle l'idée de l'usage du soufre ; elle en est presque inséparable : c'est donc un mot vague qui qualifie la maladie et en indique à la fois le traitement.

Eh bien, nous n'hésitons pas à le dire, le soufre a aggravé cent fois plus de maladies qu'il n'en a pu guérir.

D'une autre part, une dartre est encore, aux yeux du monde, une maladie repoussante, une affection presque toujours contagieuse ; elle imprime un stigmate de réprobation à l'individu qui en est atteint. Elle va jusqu'à faire exclure d'un atelier le malheureux ouvrier qui a besoin de travailler pour vivre.

Ce sera donc un grand service à rendre, que d'effacer ce mot du vocabulaire de la dermatologie. Il n'apprend rien au médecin, il porte la désolation dans le cœur du malade.

Ainsi se trouveraient justifiées les expression de dermatose ou de dermatite qui n'entraînent avec elles d'autre idée que celle d'une maladie de la peau : il est à désirer qu'une dénomination nouvelle soit consacrée dans le langage médical.

Les dermatoses se présentent aux yeux du médecin sous les formes les plus variées ; et cette multiplicité de formes dépend entièrement de la texture complexe de la peau. S'il nous était donné de prouver que l'anatomie de texture est encore dans l'enfance, nous prendrions pour démonstration les formes variées de la pathologie cutanée.

Ainsi, nous voyons dans les dermatoses ici une simple rougeur fugace ; là de petites élevures rosées ; dans d'autres cas, de véritables papules ; puis des élevures papuleuses beaucoup plus considérables, et tout cela sans aucune sécrétion morbide.

En regard de ces inflammations fugaces peut se dérouler un autre tableau. La rougeur de la peau existe, mais on voit à sa surface des myriades de vésicules appréciables surtout à la loupe ;

chez un autre malade, des vésicules très-distinctes à l'œil nu, puis des bulles, puis de véritables phlyctènes. Dans tous ces cas, il y a deux symptômes dominants ; rougeur de la peau, et sécrétion de sérosité limpide,

Se montre alors un autre ordre de maladies cutanées, qui se caractérise par la sécrétion purulente, avec vésicules, avec petites pustules confluentes, avec pustules et bulles à la fois, enfin avec pustules franches.

Puis viennent se grouper des altérations où il n'y a plus que production épidermique ; ici elle est farineuse, là ce sont des lames, ailleurs des squames, etc., etc.

Nous pourrions multiplier ces tableaux ; l'histoire des teignes, des lupus, des lèpres, nous en fournirait les éléments. Ajoutons maintenant que toutes ces formes primitives peuvent, ainsi que nous l'avons démontré depuis trois ans, se fondre entre elles pour donner naissance à des maladies de formes intermédiaires.

Concluons de cette énumération si imparfaite que, si les dermatoses se présentent sous des formes si variées, quoique toujours régulières, c'est qu'elles ont leur siége dans tel ou tel élément de la peau, et que l'anatomie de la peau ne sera connue que lorsqu'on pourra rattacher à chacun de ces éléments la forme morbide qui se présente à nous. C'est ce qu'il est impossible de faire quant à présent, malgré les travaux si importants de MM. Breschet et Roussel de Vausème, et quoi qu'on en ait écrit à cet égard.

Eh bien, ce que nous avons dit pour la peau, nous pouvons le dire de tous les organes, de tous les tissus.

L'estomac est enflammé, mais la forme inflammatoire est loin d'être toujours la même, et la gastrite a ses éléments morbides variés à l'égard de la muqueuse stomacale, comme l'inflammation à l'égard de la peau. De là l'impossibilité de guérir par les mêmes moyens les diverses formes inflammatoires de l'estomac. Cette assertion, nous pouvons la reproduire pour tous les organes ; c'est donc avec raison que l'on a depuis ces derniers temps étudié avec tant de soin l'anatomie pathologique ; c'est elle qui peut donner aux recherches anatomiques une bonne direction. Elle en est le guide le plus sûr, en ce sens qu'elle est appelée à contrôler sans cesse ses progrès, à reconnaître ses erreurs, comme aussi à mettre ses succès en évidence.

Quelle est la nature de ces formes si variées des maladies cutanées? Évidemment, elle est inflammatoire. Que ces maladies se présentent, soit à l'état aigu, soit à l'état chronique, l'état inflammatoire de la peau s'offre constamment à notre observation d'une manière plus ou moins marquée, à quelques exceptions près, et qui sont fort peu communes.

Ces exceptions sont si rares, qu'elles ne comportent que quelques variétés. Les teignes ou *favus scutulata et lupinosa, le porrigo decalvans, l'herpès tonsurant,* dans lesquels à première vue l'état inflammatoire n'est pas prononcé, deviennent très-tranché lorsqu'on sépare les productions ou sécrétions que la peau fait naître. Enlevez à l'aide d'un cataplasme tous les micodermes d'un favus, et le cuir chevelu sera d'un rouge vif. Cette rougeur, cet excès de sensibilité ne disparaîtront qu'après la guérison complète de la maladie. Et c'est là le seul moyen de constater la guérison d'un favus. Dans le *porrigo decalvans* même, la partie dépourvue de cheveux a une teinte rosée qui contraste avec la pâleur du cuir chevelu.

Ainsi, à part quelques exceptions, toutes les maladies cutanées sont inflammatoires; et lorsque M. Rayer a créé son cadre nosologique de la peau, il a eu raison de prendre pour l'établir cette dénomination générale : *Inflammations distribuées d'après le nombre et la forme de leurs lésions élémentaires.*

Malheureusement cette forme inflammatoire ne nous apprend pas assez, quant à la maladie en elle-même; mais il est bon de constater le fait, et de prouver *que la peau comme les autres organes du corps n'a rien qui diffère, n'a rien qui lui soit propre; il n'y a là aucune anomalie à enregistrer dans sa forme morbide,* et nous déduirons plus tard de ce fait des conséquences importantes pour la thérapeutique.

Pénétrons cependant plus avant, et demandons-nous quelle est la cause ou quelles sont les causes de toutes ces inflammations cutanées.

La répulsion qu'inspirèrent de prime abord les dermatoses, la pensée qu'elles étaient toutes contagieuses, firent naître immédiatement l'idée d'un virus dartreux, comme la syphilis, comme la variole, avaient conduit à admettre l'existence d'un virus.

Plus tard, et après des observations plus exactes, on chercha à prouver qu'il y avait eu erreur sous ce rapport; que non-seulement la généralité des dermatoses n'était pas contagieuse, mais encore que la contagion n'était qu'une exception pour quelques-unes d'entre elles; enfin on alla jusqu'à établir dans ces derniers temps que la gale seule était contagieuse; que les teignes faveuses ne se transmettaient pas par contact, qu'elles ne se transmettaient pas d'un individu à un autre.

Tel est aujourd'hui l'état général de l'opinion à cet égard, qu'à part la teigne, l'herpès tonsurant et la gale, les autres maladies cutanées ne seraient pas contagieuses.

Ainsi, comme on le voit, on est passé d'un extrême à un autre. Ni l'un ni l'autre ne saurait être le vrai; et, dès à présent, je suis à même de démontrer par des faits *la transmission directe, d'enfants à adultes, et d'adultes à enfants, de maladies autres que celles que je viens de citer.* Alibert, dont nous aurons souvent occasion d'invoquer l'opinion, et auquel on ne rend peut-être pas assez de justice aujourd'hui, Alibert a été un des plus sages appréciateurs des faits sous ce rapport.

Quoi qu'il en soit de la contagion, toujours est-il que de ce roulement d'opinions est restée la pensée que toutes les maladies de la peau provenaient presque constamment d'une cause interne, et que, pour les guérir complétement, il fallait détruire cette cause interne, cet agent caché qui avait fait irruption à tel ou tel âge de la vie. *De là l'origine de tous les médicaments dits dépuratifs.*

Mais cette cause, quelle est-elle? Interrogez les plus chauds partisans de ce système, ils vous répondront: Je l'ignore; mais ils emploieront des dépuratifs. Ainsi imbus de la pensée d'une cause secrète, ils n'hésitent pas à agir en aveugles, à détruire ce dont ils supposent l'existence et qu'ils ne connaissent pas. Singulière pratique que celle qui est dirigée par une idée préconçue, par la supposition d'un être imaginaire dont on ne saurait prouver l'existence. On objectera peut-être qu'on ne connaît pas plus l'essence de la cause syphilitique, et que cependant on ne saurait en nier l'existence. Mais quelle différence! la syphilis se reproduit par transmission, au moyen du contact et de l'inoculation. Rien de cela pour la généralité des dartres. La syphilis se transmet par hérédité; si quelques dartres se transmettent ainsi, combien d'enfants parfaitement sains provenant de parents dartreux, combien même d'enfants sains à côté d'un enfant dartreux provenant du même lit! Enfin, combien d'individus dartreux qui n'ont eu ni père ni mère dartreux, ni enfants dartreux! Interrogez nos malades sous le rapport de l'hérédité, et vous verrez qu'il en est un grand nombre chez lesquels cette cause n'a eu aucune action.

Loin de moi la pensée de nier l'influence de l'hérédité sur les dartres, loin de moi la pensée de nier qu'il est des dartres qui se rattachent à des causes internes, ce que je tiens à combattre dès à présent, c'est cette pensée erronée *d'un principe dartreux qui domine toutes les dermatoses, et qu'il faut détruire sous peine de voir renaître la maladie après qu'elle aura disparu par quelque moyen que ce soit.*

C'est une pensée antimédicale, la plus nuisible au traitement rationnel des dermatoses. Elle conduit *à l'usage empirique* des mêmes moyens, qui détruisent la santé chez les uns; altèrent chez les autres les fonctions du canal digestif, et tendent à porter le trouble dans l'économie au lieu de contribuer à rétablir l'équilibre de ses fonctions.

Développons actuellement nos idées à cet égard. A part quelques individus privilégiés dont le développement des organes offre une harmonie rare, nous naissons tous avec des conditions d'organisation telles, qu'il existe une prédominance de tel ou tel système; de là des tempéraments.

Tous aussi nous héritons plus ou moins de l'organisation de nos pères; nous apportons en naissant le germe de leur faiblesse, le germe de leur force. Si donc chez un individu d'une saine constitution une affection dartreuse a pris naissance; si elle s'est étendue et perpétuée durant plusieurs années, si cet individu a eu ensuite plusieurs enfants, il leur transmet une peau modifiée dans ses propriétés vitales qui la rend plus propre qu'une autre à être le siége d'un développement de dermatoses; c'est de cette manière que nous concevons l'hérédité.

Il ne peut être en effet, à l'égard de ces maladies, autrement qu'à l'égard des autres affections héréditaires. L'enfant ne naît pas avec la phthisie; mais quand il a atteint l'époque de la vie où cette maladie se développe, alors elle apparaît avec tous les symptômes qui s'étaient montrés chez le père dont il est descendant, et s'il est placé dans de meilleures conditions hygiéniques, il peut en éviter le développement. Une mère atteinte d'une

maladie organique du foie transmet à son enfant une prédisposition à cette maladie. L'enfant né de parents dont les intestins étaient
mauvais sera prédisposé aux affections intestinales. Dit-on que
dans ces cas c'est un virus phthisique, un virus hépatique, un virus
intestinal? Pourquoi dire alors qu'il existe un virus dartreux qui se
transmet de père en fils?

L'influence née de l'organisation, et par conséquent héréditaire,
nous l'acceptons tout entière; mais ce que nous n'admettons pas,
c'est ce virus dartreux, identique pour tous les individus. Et d'ailleurs voyez à quelle conséquence ce virus conduit. Il existe,
comme vous l'avez vu, des formes variées de maladies de peau.
Ces formes élémentaires sont très-nettes, très-tranchées. Si vous
admettiez qu'il existe un virus dartreux, il faudrait aussi supposer qu'à l'instar d'un véritable Protée, il se montre sous cent
formes différentes et se transmet de génération en génération
sous mille formes diverses.

En cela il ferait exception à tous les autres virus. La vaccine, la
variole se reproduisent et se transmettent de la même manière et
avec les mêmes symptômes. La syphilis se montre sur l'enfant
nouveau-né toujours avec les mêmes caractères. Pourquoi donc,
s'il existait un virus dartreux, ferait-il exception à tous les autres?

En thèse générale, tenez grand compte de la prédisposition
originelle, héréditaire; soyez assuré que dans ce cas les affections
dermateuses seront beaucoup plus rebelles au traitement, qu'elles nécessiteront l'emploi de médications internes souvent éner-
giques; mais laissez de côté l'idée de virus qui n'est pas en rapport
avec ce que l'on doit entendre par ce mot et qui d'ailleurs n'a
pas son antidote comme le virus syphilitique a le sien.

*Il y a donc des dermatoses héréditaires en ce sens que l'enfant
apporte en naissant une prédisposition à avoir des dartres, et dans
quelques cas rares les dartres dont étaient affectés les parents.* C'est
donc là une première source de cause interne.

Une seconde cause d'affections de la peau, et qui a son point de
départ du dedans, c'est la prédominance du tempérament; à
leur tête il faut placer le *tempérament lymphatique;* de même
que cette prédominance amène le scrofule, de même elle engendre
les dermatoses ou au moins elle y prédispose. Il résulte d'un
relevé statistique que nous avons fait, que plus de la moitié des
individus dartreux ont un tempérament lymphatique.

Chose remarquable, à tel tempérament semble se rattacher telle forme de dermatose.

Toutes les maladies cutanées sécrétantes sont presque toujours liées au tempérament lymphatique, et parmi ces affections sécrétantes il faut mettre celles qui fournissent du pus comme étant les plus communes, et comme se rattachant d'une manière plus directe à ce tempérament. Veuillez nous suivre un moment dans les citations d'exemples généraux à l'appui de ce fait.

Prenez l'enfant en bas âge, est-il gros, gras, et peu coloré, vous verrez, durant les premiers mois de sa vie, se montrer ce que l'on désigne sous le nom de croûte de lait; plus tard l'*impetigo* de la face et souvent même l'*impetigo* général, ou bien encore l'*eczema impetigodes*. L'enfant grandit; à 15 ou 16 ans la peau devient-elle de nouveau malade, ce sera un ecthyma, maladie purulente dont il sera atteint. Contracte-t-il la gale, celle-ci sera pustuleuse. Le rupia, le *lupus exedens*, l'acné pustuleux, le *lichen agrius*, presque toutes les maladies qui sécrètent du pus, seront liées avec ce tempérament.

Il ressort de ce fait une conséquence thérapeutique importante, à savoir qu'il est indispensable, dans ces sortes de cas, d'associer au traitement externe de la dermatose les modificateurs du système lymphatique.

Les affections lichénoïdes, le prurigo, sont en général liés avec le tempérament nerveux et sec.

Les dermatoses peuvent aussi se rattacher à des états particuliers d'appareils d'organes, dont il est important de tenir compte; et sous ce rapport il faut signaler l'influence puissante de l'appareil digestif sur leur production et sur leur perpétration. Les formes variées de l'*herpes* doivent être indiquées à cet égard en première ligne. Rien n'est plus commun que de voir disparaître cette maladie, en prescrivant au malade un régime propre à faire rentrer les voies digestives dans leur état normal. De là, les succès du régime lacté dans certains cas; de là, les avantages retirés de l'usage de certaines eaux minérales, celles de Vichy, par exemple, lorsque les mauvaises conditions des fonctions du foie sont la source des maladies cutanées; des eaux de Bagnoles, de Bagnère-de-Bigorre, lorsque la cause première réside dans une gastralgie; des eaux de Spa, celles de Passy, lorsque les affections dartreuses

*

sont liées à un état chlorotique, et à une certaine atonie des voies digestives ; des eaux de Baréges, de Cauterets, d'Enghien, qui sont aussi de puissants modificateurs des fonctions digestives, et même de la constitution.

Mais ces liaisons des affections dartreuses avec certaines conditions morbides de l'économie ne sont pas les seules que nous puissions citer. On a vu la suppression des hémorroïdes être suivie de l'apparition d'une dartre. Il est assez fréquent de voir apparaître des eczémas à l'époque critique des femmes, ou après la suppression prolongée des menstrues, etc.

Ainsi, en résumé, les affections de la peau provenant de causes internes sont communes, mais les causes internes sont loin d'être les mêmes, et par conséquent ce ne sont pas toujours les médicaments dits dépuratifs qui doivent être employés. En tirerez-vous cette induction *qu'il suffira de détruire la cause interne pour guérir la maladie cutanée?* Gardez-vous bien d'une pareille conséquence. Malheureusement il n'en est pas le plus souvent ainsi ; lorsque la maladie réside à la peau depuis longtemps, il semble qu'elle y ait pris domicile. Il faut agir sur elle directement ; mais lorsque l'affection est récente, il suffit souvent d'agir directement sur la cause qui l'a produite pour opérer la guérison de l'affection extérieure.

Bon nombre de maladies cutanées proviennent de causes externes. Certains eczéma, impetigo, eczéma lichénoïde, ont leur principale source dans les professions exercées par les individus. Maçons, plâtriers, teinturiers, chapeliers, cordonniers, épiciers, fondeurs, etc., sont autant de professions qui font naître ces maladies.

L'eczéma des jambes se rattache le plus souvent ou à une ulcération plus ou moins ancienne, ou à une excoriation irritée par le grattage, ou au séjour des jambes dans l'eau chez les débardeurs, ou à l'état variqueux des veines de ce membre, etc.

Mais il y a plus, une maladie prédispose à une autre. L'individu qui a eu la gale est sujet au lichen, à l'eczéma lichénoïde et à l'eczéma. Sur cent dartreux atteints d'eczéma, on en trouve près de la moitié qui ont eu précédemment la gale une ou plusieurs fois, tandis que pour le psoriasis, par exemple, la gale n'est plus que d'un cinquième comme antécédent.

Concluons donc de tous ces faits :

1° Que les maladies de la peau sont loin de devoir être rattachées à un vice dartreux toujours identique;

2° Que si les dartres reconnaissent très-fréquemment pour cause un état interne, il en est un certain nombre qui doivent être rattachées purement à des causes externes;

5° Qu'enfin il est des affections dartreuses dont on ne saurait assigner l'origine ou la cause.

Voyons maintenant quelle est, en général, la marche, la durée et la terminaison des dartres.

En général toute maladie de la peau qui a une forme aiguë parcourt ses périodes, et se termine à l'instar des autres maladies; 1° lorsqu'elle n'est pas essentiellement liée à une cause interne qui se perpétue elle-même pendant sa durée; 2° lorsqu'elle n'est pas enrayée par l'usage d'une médication perturbatrice.

Cette catégorie de maladies cutanées qui peuvent avoir une solution heureuse, alors qu'on la respecte, est, il faut le dire, peu considérable. Elle serait beaucoup plus étendue si la peau n'était pas, de tous nos tissus et organes, celui qui est placé dans les plus mauvaises conditions pour obtenir la guérison spontanée des maladies qui l'affectent. On n'a pas assez appelé l'attention des médecins sur ce point important de pathologie; permettez-moi de m'y arrêter quelques instants.

A part la muqueuse pulmonaire, tous nos organes sont à l'abri du contact de l'air atmosphérique; or, dans les affections catarrhales chroniques nous cherchons à mettre nos malades dans une atmosphère toujours uniforme, afin de les préserver des variations de l'atmosphère, et souvent nous n'arrivons à la guérison que par ce moyen. On objectera que la peau est habituée au contact de l'air; mais elle ne l'est pas plus que la muqueuse pulmonaire; il existe ensuite une grande différence par rapport à l'air entre la peau saine et la peau enflammée. Dans ce dernier cas, la sensibilité de ce tissu est exaltée et l'impression beaucoup plus vive. Vous jugerez facilement de cette influence en observant ce qui se passe à l'égard des maladies sécrétantes.

Mettez à nu la surface d'un eczéma qui aura été abritée de l'air pendant quelques heures, la peau va sécréter de la sérosité en abondance. L'air est donc pour une partie de la peau enflammée un excitant d'une grande puissance. Eh bien, réfléchissez à toutes les variations atmosphérique, à tous les changements de température, de sécheresse ou d'humidité de l'air, et vous apprécierez à sa juste valeur toute l'énergie d'une pareille cause d'entretien des dermatoses. Cette condition hygiénique est tellement puissante, qu'elle se manifeste de la manière la plus évidente sur le grand théâtre soumis à notre observation. Hier et depuis plusieurs jours, tous nos malades restaient stationnaires ; aujourd'hui et les jours suivants il s'opérera tout à coup une grande amélioration dans leur état, et *vice versâ*. Mais les conditions atmosphériques ont changé.

Une seconde circonstance qui tend à perpétuer les dermatoses se trouve dans les mouvements continuels imprimés à la peau par les mouvements des membres. Dans l'extension comme dans la flexion, la peau est plus ou moins distendue, elle est mise elle-même en mouvement ; or la condition de repos pour un organe enflammé est une condition de guérison. Dans les phlegmasies membraneuses où la sensibilité est très-grande, le malade reste lui-même dans l'immobilité afin de ne pas éveiller de douleur ; c'est le cas des phlegmasies séreuses, soit des grandes cavités, soit des articulations. La toux provoque de la douleur dans la pleurésie ; le malade reste couché sur le dos dans la péritonite. Le rhumatisant jette un cri à l'approche de la main qui tendra à opérer le déplacement du membre malade. Si l'on ne trouve pas dans la peau le même excès de sensibilité, l'influence de la mobilité a toujours un effet relatif ; elle réveille l'irritation et contribue à entretenir l'état morbide.

Une autre cause bien plus puissante de la perpétration des dermatoses se trouve dans le contact continuel des vêtements et dans les frottements qui en résultent. Tout ce que nous venons de dire s'applique ainsi d'une manière bien plus tranchée à cette nouvelle condition d'état morbide.

Un grand nombre de maladies de peau entraînent avec elles des démangeaisons ; le besoin de se gratter est incessant, parfois même les frictions et le grattage soulagent le malade, l'irritation est dans ces cas sans cesse renaissante.

Il est des professions où le contact du charbon, du poussier, du plâtre, du sucre, des épices, des teintures, etc., perpétuent les maladies qu'elles ont même souvent fait naître.

En résumé, on voit qu'en dehors des causes internes qui peuvent entretenir les maladies de la peau, les conditions sociales dans lesquelles nous sommes placés et les fonctions que la peau est appelée à remplir comme enveloppe, la mettent dans les plus mauvaises conditions, quant au traitement des maladies qui l'affectent.

Vous verrez dans nos salles bon nombre de malades chez lesquels ces affections se perpétuent sous l'influence de ces causes. Je donne en ce moment des soins à une dame qui n'a, au dos du nez, qu'un léger eczéma, et cependant livrée aux soins d'Alibert, de Biett, de M. Marjolin, depuis dix-huit ans, ayant parcouru d'ailleurs presque toutes les eaux minérales un peu actives, elle voit sa maladie presque toujours au même point. Citer ces noms, c'est assez vous dire qu'elle a mis en usage des remèdes internes et externes très-nombreux et bien indiqués. Ce qui entretient sa maladie, c'est l'habitude qu'elle a depuis longtemps contractée d'avoir un mouchoir à la main, de s'essuyer dix fois par minute le nez, et de se moucher. Elle le fait involontairement sans s'apercevoir qu'elle le fait ; imbue de cette idée que la peau doit se dégorger, elle presse le matin son nez en tous sens, elle le frotte ; une sécrétion abondante a lieu, et il en résulte du soulagement ; mais ce soulagement n'est que temporaire, et bientôt l'inflammation renaissant avec une force nouvelle, la démangeaison redevient plus incessante que jamais.

Que penser, après cela, des données que vous trouverez dans les auteurs de dermatologie sur la durée des dartres dont les unes parcourent leurs périodes en deux ou trois septenaires, les autres en quatre, les autres en cinq ? Alibert, observateur plus sage, n'a jamais su fournir de pareilles indications.

J'aborde maintenant, messieurs, la partie la plus pénible des affections cutanées, c'est la question des récidives.

Nous n'hésitons pas à établir, comme l'expression générale d'une saine observation, qu'il est très-fréquent de voir reparaître les affections cutanées malgré leur guérison aussi complète que possible. Toutefois il faut poser des distinctions à cet égard.

Toute maladie cutanée, qui tient à une prédisposition héréditaire, est plus sujette à récidive qu'une autre, et l'on conçoit en effet que l'individu porte en lui une cause incessante de maladie que la moindre circonstance peut développer. Aussi l'ichthyose, le psoriasis, l'eczéma lichénoïde, le lichen, sont-ils autant de maladies contre les récidives desquelles le médecin doit se mettre en garde.

Il est ensuite certaines affections qui se montrent de préférence à un renouvellement de saison, et principalement au printemps ou à l'automne.

C'est encore là une circonstance qui doit appeler toute l'attention du médecin, et quoique six, huit et dix mois se soient écoulés depuis la guérison, il sera très-commun de voir la maladie reparaître si des précautions ne sont pas prises pour en prévenir le développement. Il en est des maladies de la peau comme de la pléthore générale, de l'état bilieux, du rhumatisme, de l'angine, etc.; de même qu'une foule de personnes sont obligées de se faire saigner ou de prendre un éméto-cathartique, soit au printemps, soit à l'automne ; de même l'état maladif de la peau se montre chez quelques individus à telle ou telle époque de l'année. On le prévient souvent par une prophylaxie bien dirigée.

Mais de toutes les causes les plus puissantes de récidives, la malpropreté et les professions chez les gens du peuple ; l'observation peu scrupuleuse des règles de l'hygiène et les excès de tous genres chez les personnes du monde doivent être placés en première ligne.

Si nous consultons nos relevés statistiques concernant les récidives, nous arrivons à des chiffres effrayants. Mais ils portent principalement sur les malades des hôpitaux, c'est-à-dire sur des ouvriers naturellement plus sujets aux récidives. Gardez-vous de croire cependant que de pareilles récidives ne puissent se montrer chez les personnes du monde. Vous les verrez chez celles même qui occupent le premier rang dans la société.

Je donne des soins en ce moment à mademoiselle de ... habitant une des principales villes du Midi, et qui depuis dix-huit ans a été atteinte de nombreuses reprises d'un eczéma des mains. L'une des mains est même restée œdémateuse depuis trois ans par suite des récidives multipliées de l'affection. Ici vous n'accuserez pas l'hérédité, aucun de ses parents n'a été dartreux. On ne saurait non plus supposer le défaut de soins. Les premiers médecins spéciaux de Paris et les premiers médecins de la grande ville où elle habite ont sans cesse traité la malade. Est-ce la constitution? Mais, à part une légère prédominance lymphatique, mademoiselle de... a les apparences de la meilleure santé.

Une autre dame du département d'Indre-et-Loire est depuis trente-deux ans atteinte d'un *herpes circinnatus* des grandes lèvres.

et de la partie interne des cuisses. Il a cédé un grand nombre de fois. Cette dame est arrivée à l'âge de soixante-deux ans, sa santé du reste est fort bonne, elle n'a jamais de fleurs blanches, et sa maigreur détruit toute supposition de frottements incessants des parties malades les unes contre les autres.

Je pourrais multiplier ces exemples. Vous les trouverez très-nombreux chez mes malades de l'hôpital. J'ai tenu seulement à vous faire remarquer qu'ils n'étaient pas moins communs dans la pratique en ville.

Si vous envisagez les maladies de la peau sous le rapport de leur diagnostic, vous verrez qu'il n'en est pas de plus exact en fait de maladie. On peut dire que la pathologie cutanée est arrivée sous ce rapport à une précision qu'il est difficile d'acquérir dans d'autres branches de la pathologie. Cette certitude de diagnostic, on la doit à Plenck, et après lui à Willan, qui se sont efforcés de distinguer les maladies cutanées d'après les formes élémentaires de leurs altérations.

Plenck et Willan n'ont tenu compte que des formes simples ; ce sont cependant, il le faut dire, les formes les moins communes. Nous avons établi depuis trois ans les formes composées, nous vous les ferons connaître.

Voici, au surplus, la marche qu'il vous faut suivre. Apprendre avec soin la classification d'après la méthode de Plenck ou de Willan. Chercher dans chaque altération morbide sa forme élémentaire, et voir à quel genre elle appartient. Vous procéderez ainsi par voie d'exclusion, et vous ne commettrez jamais d'erreur.

Je sais bien que les mots vésicules, bulles, papules, pustules, tubercules, squames, etc., ne rendent pas toujours parfaitement compte de l'état de l'affection, que souvent ces formes élémentaires ont disparu au moment où on observe le malade. Cependant, si cette marche de diagnostic n'est pas toujours facile, ce n'est pas moins la méthode de classification la plus rigoureuse. Au surplus, nous nous en occuperons avec détails dans l'exposé des classifications.

Deux mots maintenant sur le pronostic des maladies cutanées.

En général, les maladies de la peau de nos climats ne compromettent guère la vie d'un malade si l'on en excepte le pemphigus, l'eczéma général, le rupia, le pityriasis aigu et le scorbut.

Encore bon nombre de ces affections ne deviennent-elles graves que par les accidents qui surgissent le plus souvent du côté de l'appareil digestif. Mais les maladies de la peau sont gênantes, in commodes, douloureuses et agissent sur le système nerveux et parfois aussi sur le moral d'une manière énergique. Ajoutons encore que, lorsqu'elles siégent sur la figure ou sur les mains, elles impriment alors le stigmate de la répulsion générale. Elles portent souvent une atteinte au moral, parce qu'aux souffrances physiques déjà presque intolérables pour quelques-unes d'entre elles, vont se joindre tout un avenir, toute une existence brisée et détruite par l'impossibilité d'embrasser telle ou telle carrière, de contracter une union, de remplir des fonctions publiques, etc. Cette démoralisation a eu parfois sa fin funeste, car on a vu le suicide abréger l'existence de plusieurs de ces malheureux, qui ne connaissent ni repos moral, ni repos physique, et qui ne peuvent trouver qu'au sein de la famille et de la religion un adoucissement à leurs maux.

Telles sont, messieurs, les données que j'ai tenu à vous soumettre avant de vous retracer quelques préceptes généraux de thérapeutique, qui n'en peuvent être que la conséquence.

Le médecin appelé à donner des soins à un individu affecté de maladie cutanée, doit avant tout porter le diagnostic de la dermatose. Les antécédents et l'état actuel de santé sont destinés à asseoir les bases du traitement, mais le diagnostic doit être porté *de visu*. Cette manière de procéder a l'avantage de pouvoir diriger le mode d'interrogation d'après la connaissance acquise par le médecin que telle ou telle forme d'affection cutanée se lie le plus souvent avec tel ou tel état interne.

La dartre connue, il faut, dans ce genre de maladies plus que dans tout autre peut-être, interroger tous les antécédents et explorer successivement tous les appareils d'organes. Par les antécédents, vous remontez à l'origine de la famille, aux maladies dont a été atteint le sujet, et vous recherchez s'il peut exister quelques corrélations de l'affection cutanée avec elles. Par l'exploration de l'état de santé de tous les appareils d'organes, non-seulement vous jugez de suite si la maladie de la peau a quelque rapport avec un état morbide interne, mais encore vous appréciez quels pourront être vos moyens d'action, soit comme agents dérivatifs sur ces appareils, soit comme prescription d'une médication générale à employer. Puis fixez votre attention sur le tempérament et la constitution du malade, sur ses habitudes, sa profession, les conditions hygiéniques dans lesquelles il se place ordinairement.

Alors de deux choses l'une, ou la maladie est récente, ou elle est ancienne, et par maladies anciennes je comprends celles qui existent depuis plusieurs mois, jusqu'à plusieurs années.

Ici se présente en premier lieu la considération de l'*âge*. J'établirai sous ce rapport quatre catégories. Maladie de l'*enfance*, maladies de l'*adolescence*, maladies de l'*âge fait* et maladies de la *vieillesse*.

En thèse générale toute maladie de l'enfance *doit être respectée*. Non pas cependant qu'il faille rester à toujours spectateur oisif de l'affection, mais bien en ce que 1° le médecin ne doit chercher à guérir une pareille maladie que lorsqu'elle a en général atteint et parcouru ses périodes d'accroissement; 2° qu'il ne doit la traiter que partiellement, peu à peu, par fractions, de manière à ne pas supprimer trop rapidement une sorte d'excrétion naturelle.

Les maladies cutanées de cet âge sont presque toutes sécrétantes et avec la forme aiguë, le favus, l'herpes tonsurant et le *porrigo decalvans* exceptés. Sans être humoriste il faut reconnaître que la nature semble établir au dehors un mouvement fluxionnaire favorable à la santé générale, et cela est si vrai qu'on a vu surgir de la suppression trop brusque de ces affections cutanées les maladies les plus graves qui ont mis en danger la vie des enfants, si même elles ne les ont pas conduits au tombeau. Ce sont surtout des affections cérébrales qui se montrent alors et qui marchent avec une rapidité effrayante. Si vous étiez consultés pour une rétrocession de ce genre, n'hésitez pas à appliquer un sinapisme, un vésicatoire sur le point même où siégeait la maladie cutanée, et à faire tous vos efforts pour la rappeler.

Mais entre une maladie qui est dans son maximum de sécrétion et celle qui tend à décroître, il y a un espace immense. La maladie qui décroît tend à devenir chronique, c'est à cette période qu'il faut l'attaquer, mais d'une manière peu énergique, parce que dans l'enfance, la vitalité est extrême, l'exubérance comme la répercussion marchent à pas de géant. Aussi supprimez peu à peu, graduellement, en gagnant du terrain, et vous guérirez alors avec sécurité.

Toutefois on observe dans l'enfance bon nombre de maladies cutanées, à l'égard desquelles le médecin doit rester spectateur intelligent pendant toute leur durée. Telles sont les maladies dites éruptives ou exanthémateuses, les érythèmes, le strophulus, etc.

Les préceptes que nous venons de tracer pour l'enfance peuvent être reproduits à l'égard de la vieillesse. A cet âge les affections cutanées ont la forme chronique ; il est rare, lorsqu'elles sécrètent, qu'elles ne soient pas liées avec quelque état morbide d'un organe interne. Si vous supprimez la sécrétion, craignez d'augmenter dans une proportion considérable l'affection qui porte sur des parties dont les fonctions se rattachent plus étroitement à l'équilibre de la santé générale. Nous citerons plus loin des exemples qui démontrent toute l'importance de ce précepte.

Les maladies de l'adolescence demandent moins de réserve. Il faut même, en général, chercher à guérir aussi complétement et aussi rapidement que possible, surtout quand elles ont une tendance à prendre la forme chronique. Trop de médecins opposent à cette pratique la crainte de la répercussion. Combien de fois n'ai-je pas eu à traiter des cas de ce genre dans lesquels la temporisation des médecins avait rendu difficile une guérison parfaite ! N'oubliez pas qu'à cette époque de la vie la marche des maladies de la peau est déjà beaucoup plus lente ; que les organes intérieurs sont moins impressionnables. On compte trop en général sur les effets de l'établissement de la menstruation, et c'est en temporisant qu'une jeune fille arrive à l'âge du mariage avec le stigmate d'une affection cutanée. Sa peau en a déjà été le siége pendant un temps fort long ; elle devient mère, et c'est alors qu'elle transmet à ses enfants une prédisposition dartreuse.

Quel avantage y a-t-il donc à conserver ainsi des affections chroniques extérieures à une époque de la vie où l'accroissement ne se fait plus que d'une manière assez lente ? évidemment aucun, et on a tout à craindre pour l'avenir par la perpétration des dartres. Réfléchissez ensuite aux conséquences de la présence d'une dartre au cuir chevelu, par exemple. Quelle qu'en soit la forme, elle finit par modifier, altérer complétement le développement des cheveux sans pour cela être ce que l'on appelle une teigne, et une jeune fille se voit bientôt condamnée à suppléer toute sa vie à sa parure naturelle.

J'insisterai sur ce point de tout mon pouvoir, parce que j'ai vu trop d'exemples de ces fâcheux résultats, parce que je sais combien ces idées sont encore en faveur auprès d'un grand nombre de médecins, et parce qu'enfin elles sont acceptées avec empressement par les dames. Elles sont tellement accréditées, que plus tard et en regard même de l'infirmité que causent ces maladies, la mère, peinée de voir ses enfants ainsi maltraités, n'en accuse que la nature et la force même des événements, sans avoir la pensée de se plaindre du médecin qu'elle a consulté.

Certes il est quelques affections dartreuses que la menstruation guérit ou qui disparaissent par la révolution opérée, soit par le mariage, soit par une grossesse. Mais, outre que ces cas sont peu communs, il est très-fréquent de voir les dartres reparaître après l'allaitement terminé. J'ai en ce moment sous les yeux un exemple de ce genre.

Madame F....., habitant la ville de Sainte-M......., a été affectée à l'âge de seize ans d'un eczéma lichénoïde. Elle s'est mariée à dix-huit ans, alors incomplètement guérie de son affection, qui persistait depuis deux ans. Elle devint grosse, elle resta trois années sans voir reparaître ses dartres. Puis le pli des bras, les jarrets, les avant-bras, les mains devinrent successivement et à divers intervalles le siége de la maladie qui depuis seize ans paraît et disparaît pour reparaître de nouveau, et cela malgré trois grossesses dans ce laps de temps. Quel est l'avenir réservé à ses enfants !

J'ai dans mes salles une jeune fille de dix-huit ans qui depuis dix mois est affectée d'un impétigo ulcéreux du nez lié à un tempérament lymphatique assez prononcé. Le médecin qui lui avait donné des soins espérait une modification heureuse de l'apparition des règles, qui ne s'étaient pas encore établies. Nous l'avons déterminée au moyen du sirop d'iodure de fer, et depuis deux mois que la menstruation est parfaite, la maladie ne s'est pas améliorée dans une proportion plus considérable, qu'elle l'avait fait en son absence, sous l'influence du traitement.

Les maladies de la peau qui se développent après la maturité complète, c'est-à-dire depuis vingt-cinq ans jusqu'à la vieillesse, laissent au médecin une grande latitude dans l'emploi des moyens.

Il se présente d'abord une première catégorie qui se compose d'affections nées dans la période précédente de la vie et qui tend sans cesse à décroître avec l'âge. A leur tête il faut placer le *lupus tuberculeux* et le lupus *exedens*. Il est d'observation que la maladie abandonnée à elle-même disparaît souvent vers l'âge de trente à trente-cinq ans, mais elle laisse des déformations du nez et des cicatrices qui sont indélébiles, d'où il suit que, tout en indiquant au malade les conditions favorables dans lesquelles il est placé, le médecin doit cependant chercher à devancer cette époque heureuse de la vie. Quelques psoriasis sont aussi dans ce cas, mais ce sont des exceptions ; j'ai dans mes salles un malade entré depuis peu et qui peut être rangé dans cette catégorie. Quatre fois depuis dix ans il a été affecté de psoriasis, et la maladie, dans ses récidives, prend des formes de moins en moins étendues ; encore une fois c'est, en général, le contraire.

Je n'ai pas la prétention de tracer ici les moyens curatifs des maladies cutanées, je ne veux que fournir des préceptes généraux à cet égard.

Toute maladie de la peau qui apparaît avec une forme aiguë doit être traitée par des émollients, jusqu'à ce qu'elle ait atteint son maximum d'intensité, et quand elle ne sera pas liée à un état général quelconque, elle guérira par l'emploi des résolutifs que l'on fera succéder aux antiphlogistiques.

Si l'affection est liée à une cause interne, il faut s'attacher à la combattre, et quand on l'a détruite, modifier la peau malade par des agents externes.

Dans la recherche de la cause interne doivent être successivement placés la constitution, le tempérament, l'état de l'estomac, des intestins, du foie et des organes thorachiques.

Les modifications de la constitution et du tempérament sont: l'eau et le régime lacté, l'iode et ses préparations, la teinture de cantharides, le fer et ses préparations, le soufre et ses composés.

Comme agents médicamenteux et modificateurs généraux de l'économie dont on ne peut se rendre compte, mais dont l'efficacité est puissante dans bon nombre de maladies cutanées, nous citerons les préparations arsenicales, antimoniales, mercurielles.

L'expérience seule apprend à reconnaître les maladies rebelles qui cèdent plus facilement à l'une ou à l'autre de ces médications. Il faut y joindre les préparations connues sous le nom de dépuratifs, soit en tisanes, soit en sirops, soit en robs. Puis nous placerons les eaux minérales dont l'efficacité ne saurait être contestée, surtout dans les maladies chroniques, car elles exaspèrent presque toujours les maladies de forme aiguë ou celles qui se développent chez les personnes très-irritables.

Après avoir fait la part des remèdes internes, il nous faut aussi faire celles des médicaments externes ; les émollients locaux et généraux, les bains médicinaux, les lotions, les applications aqueuses composées, les pommades, les caustiques, tels sont les agents dont l'énumération détaillée aurait trop d'étendue. Ce qu'il est important de savoir et d'exprimer d'une manière générale, c'est qu'il est des maladies de la peau que tous les corps gras, fût-ce même de l'axonge, exaspèrent ; celles-là demandent des agents aqueux. Il en est d'autres, au contraire, que ces derniers ne font qu'irriter.

Rien n'est plus important ensuite que de savoir associer tel genre de pommades avec tel genre de bains. Il est sous ce rapport des faits d'observation et de pratique fort remarquables. Ainsi les pommades au goudron, au bichloro-iodure de mercure, à l'iodure de soufre, s'associent très-bien avec les bains de sublimé ; celles à l'oxyde de zinc, au calomel, avec les bains amidonnés ou gélatineux ; celles sulfureuses avec les bains de même nature ; celles iodées avec les bains iodés ; celles au goudron avec les bains alcalins, etc.

Une source puissante de guérison des maladies cutanées se trouve dans l'emploi modéré des purgatifs ou dérivatifs. Toute maladie sécrétante de la peau sera combattue avec avantage par ce moyen. Je purge deux fois la semaine tous les malades qui sont dans ce cas, mais je le fais avec modération et sans porter de perturbation sur l'estomac et sur les intestins. Je ne le fais surtout que *lorsque ces organes sont sains*. Cette dérivation me permet d'employer des médicaments détersifs à l'extérieur, en suppléant à la sécrétion cutanée.

Une circonstance sur laquelle l'attention du médecin doit toujours être portée, c'est le fait de savoir si la peau saine remplit parfaitement ses fonctions. Nombre de personnes, nées dans les climats chauds, viennent habiter une zone tempérée ou froide. Il est rare qu'elles ne soient pas atteintes de maladies de peau par la suppression de la sueur sous une latitude moins élevée. De là l'indication des bains de vapeur, des frictions sèches, des frictions et des lavages à l'eau froide.

Enfin, et c'est là la base d'un traitement efficace des maladies de la peau. Il n'y a pas de guérison possible sans une hygiène bien entendue. Repos, diminution des aliments, absence de vin pur et de liqueurs alcooliques, viandes noires ou blanches suivant les cas, exercice modéré sans fatigue, telles sont les conditions d'une saine thérapeutique. Trop de personnes négligent l'observation scrupuleuse de ces conditions, et trop peu de médecins en font la prescription absolue. Il semble que la peau malade ne doive pas exiger toutes les conditions demandées pour la guérison des maladies des autres organes : c'est une erreur grave et qui conduit souvent à l'incurabilité.

Je ne terminerai pas cet exposé rapide, sans appeler votre attention sur les cas où les affections dartreuses devront être respectées chez l'adulte.

Règle générale : toutes les fois qu'une dartre sécrétante existe chez un individu dont les organes de la respiration sont malades, craignez d'en opérer la guérison et surtout la suppression. Ceci doit principalement s'entendre de trois catégories d'individus. Ceux qui sont menacés de phthisie, ceux qui sont habituellement catarrheux, et ceux qui sont asthmatiques.

J'ai eu plusieurs fois l'occasion de voir un eczéma simple d'une partie de la jambe se supprimer sous une influence toute accidentelle, chez des sujets affectés d'emphysème pulmonaire seul ou lié à une affection du cœur, et même chez des personnes généralement bien portantes, mais dont la respiration est courte. Eh bien, dans l'espace de trente à quarante heures, la mort survient ; elle survient par une congestion pulmonaire qui ne saurait être enrayée quoi qu'on fasse, malgré les révulsifs de tout genre ; et quant à la saignée, elle ne fait que hâter le terme de la vie dans ces sortes de cas.

Mettez-vous donc en garde contre les malades qui viendront vous consulter, et qui se trouveraient dans ce cas. Soyez très-réservés à leur égard quant aux moyens que vous pourriez employer dans le but de diminuer et de faire disparaître l'affection dartreuse. C'est alors surtout qu'il ne faut pas craindre d'établir un exutoire pour remplacer la sécrétion qui s'était naturellement formée.

Telles sont, messieurs, les notions générales que j'ai voulu vous donner avant d'aborder l'histoire particulière de chacune des maladies cutanées ; il fallait vous exposer nos doctrines. Rappeler constamment votre attention sur ces préceptes, vous diriger dans l'étude du diagnostic, et surtout dans l'application des nombreux moyens que la thérapeutique nous fournit pour la guérison des dartres, tel est le but que nous allons chercher à atteindre dans nos leçons suivantes. Observez nos malades, voyez leurs maladies, non pas seulement comme des affections locales ; recherchez-en, autant que possible, la cause ; appréciez les cas dans lesquels vous nous verrez employer des modificateurs généraux ; soyez, en un mot, médecins dans cette spécialité comme vous l'êtes pour toutes les autres maladies, et vous vous trouverez plus tard en état de diriger avec méthode et avec sagacité le traitement d'une dartre comme celui de toute autre affection. Pour nous, messieurs, qu'une observation de tous les jours sur un vaste théâtre a mis à même de juger de l'influence des médicaments, en raison des maladies et des sujets, nous ferons tous nos efforts pour vous initier, dans le plus court délai possible, à ce que l'expérience a pu nous faire acquérir dans le traitement des affections cutanées.

Paris. — Imprimerie Schneider et Langrand, rue d'Erfurth, 1.

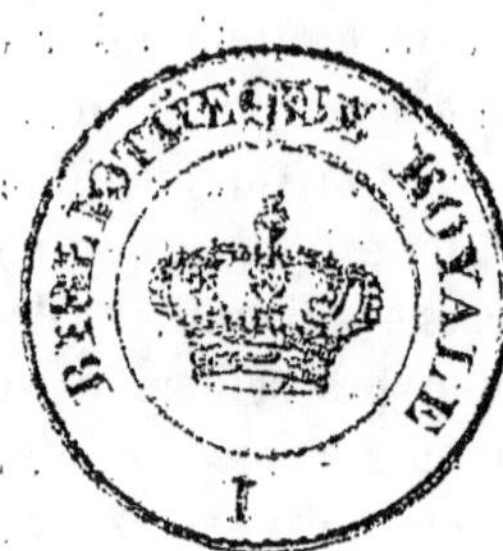